BEI GRIN MACHT SICH IHR WISSEN BEZAHLT

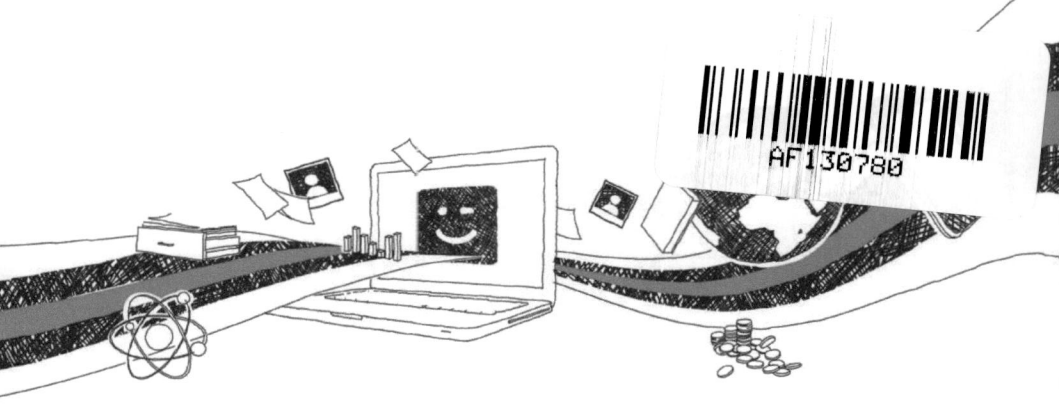

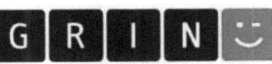

- Wir veröffentlichen Ihre Hausarbeit,
  Bachelor- und Masterarbeit

- Ihr eigenes eBook und Buch -
  weltweit in allen wichtigen Shops

- Verdienen Sie an jedem Verkauf

Jetzt bei www.GRIN.com hochladen
und kostenlos publizieren

Die Konzentrationsleistung von Gymnasiastinnen mit speziellen Sportprogrammen fördern. Effekte körperlicher Aktivität auf die Kognition

Laura Hilt

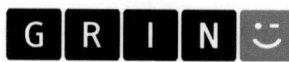

Bibliografische Information der Deutschen Nationalbibliothek:

Die Deutsche Nationalbibliothek verzeichnet diese Publikation in der Deutschen Nationalbibliografie; detaillierte bibliografische Daten sind im Internet über http://dnb.d-nb.de abrufbar.

ISBN: 9783346826039
Dieses Buch ist auch als E-Book erhältlich.

Druck und Bindung: Books on Demand GmbH, Norderstedt Germany
Gedruckt auf säurefreiem Papier aus verantwortungsvollen Quellen

Das vorliegende Werk wurde sorgfältig erarbeitet. Dennoch übernehmen Autoren und Verlag für die Richtigkeit von Angaben, Hinweisen, Links und Ratschlägen sowie eventuelle Druckfehler keine Haftung.

Das Buch bei GRIN: https://www.grin.com/document/1330450

IB-Hochschule

Studienzentrum Stuttgart

Fakultät für Gesundheits- und Sozialwissenschaften

Studiengang B. Sc Angewandte Psychologie

Hausarbeit

Modul 4.5

Wie wirkt sich ein von einer Fachkraft durchgeführtes Sportprogramm auf die Konzentrationsleistung von Gymnasiastinnen aus?

Verfasser/in: Laura Hilt

Datum der Einreichung: 08.08.2022

Inhaltsverzeichnis

1. Einleitung

1.1 Relevanz des Themas

Bewegungsmangel ist ein hochaktuelles Problem, der Mangel an körperlicher Aktivität bei Kindern und Jugendlichen ist groß. Die World Health Organisation (WHO) empfiehlt pro Tag eine Stunde Bewegung mit mindestens moderater Intensität – laut einer aktuellen Studie der WHO erfüllen dies in Deutschland nur 26% der Kinder und Jugendlichen *(„Kinder und Jugendliche in der Coronavirus-Pandemie* – Stellungnahme Leopoldina, 2021")*. Durch die Pandemie verschärfte sich dieser Bewegungsmangel weiter, die körperlichen Aktivitäten lagen nach dem 2. Lockdown deutlich unter vorpandemischem Niveau, Sitz- und Bildschirmzeiten nahmen zu *(„Kinder und Jugendliche in der Coronavirus-Pandemie* – Stellungnahme Leopoldina, 2021")*.

Das Thema besitzt eine hohe Public-Health Relevanz, da körperliche Aktivität die Gesundheit fördert: Sie wird mit Vorteilen für die psychische Gesundheit und Resilienz verbunden und kann das Risiko chronischer Erkrankungen verringern *(„Kinder und Jugendliche in der Coronavirus-Pandemie* – Stellungnahme Leopoldina, 2021")*.

Vor Allem soll körperliche Aktivität aber auch die kognitiven Funktionen positiv beeinflussen – in Tierversuchen an Nagetieren wurde durch sportliche Betätigung eine Kaskade von neurologischen Veränderungen im Hippocampus ausgelöst und es zeigte sich eine Festigung des Gedächtnisses und der geschickten Handlungen bei den Nagetieren (Donnelly et al. 2017). Zahlreiche aktuellere Studien weisen auf einen positiven Zusammenhang zwischen körperlicher Betätigung und verbesserten kognitiven Leistungen wie Konzentration und Aufmerksamkeit sowie verbesserten schulischen Leistungen besonders bei Schüler/innen hin (Álvarez-Bueno et al. 2016). Gerade die Einrichtung Schule spielt bei der Förderung körperlicher Aktivität eine entscheidende Rolle, da Kinder und Jugendliche hier den Großteil ihres Tages verbringen. Es gibt Hinweise darauf, dass die Erfahrungen, die Schüler/innen im Sport und im Sportunterricht machen, zur „Entwicklung von geistiger Schärfe, Fähigkeiten und Strategien beitragen, die für die Bewältigung von Herausforderungen über die gesamte Lebensspanne hinweg wichtig sind" (Donnelly et al. 2017). Daher liegt der Ansatz nahe, sich mit den Effekten sportlicher Interventionen im schulischen Kontext auf die kognitiven Funktionen und zur Reduktion des Bewegungsmangels zu beschäftigen.

1.2 Herleitung der Forschungsfrage

Die meisten Studien, die zu diesem Themenbereich zu finden sind, beziehen sich auf Kinder und Jugendliche mit bestimmten Merkmalen oder Erkrankungen. Vor allem zu finden sind Studien, die speziell Kinder mit ADHS oder Autismus untersuchen und den Effekt körperlicher Aktivität auf deren Verhalten und Kognition messen. Auch häufig sind

Studien, die den Effekt von Sport auf die Kognition bei Kindern und Jugendlichen mit Adipositas messen, oder bei Kindern und Jugendlichen mit spezifischen Erkrankungen wie zum Beispiel Asthma, Diabetes, onkologische Erkrankungen oder Epilepsie. Zu den Effekten körperlicher Aktivität auf die Kognition bei Schüler/innen im Allgemeinen ist deutlich weniger zu finden. Im Folgenden möchte die Autorin einen Überblick zu den gefundenen Studien geben, die sich mit den Effekten körperlicher Aktivität auf die Kognition bei Kindern und Jugendlichen im Allgemeinen beschäftigen. Als Erstes zu nennen ist ein Review, das sich mit den Auswirkungen von akuten körperlichen Aktivitäten auf die Aufmerksamkeit von Kindern beschäftigt (Janssen et al. 2014). Inkludiert wurden hier 12 experimentelle und beobachtende Primärstudien. Das Review kam zu dem Fazit, dass die Beweislage dünn und nicht schlüssig sei (Janssen et al. 2014), und die Unterschiede in den Stichproben, dem Studienaufbau und den Messungen den Vergleich der Ergebnisse erschwerten. Das Review fand nur schwache Hinweise auf die Wirkung akuter körperlicher Aktivität auf die Aufmerksamkeit und schloss, dass mehr experimentelle Studien, insbesondere im schulischen Umfeld erforderlich sind, um die Evidenz zu stärken (Janssen et al. 2014). In den USA wurde ein ähnliches Review durchgeführt, zur Untersuchung der Auswirkung von akuten körperlichen Aktivitäten auf die kognitive Leistung, allerdings an Erwachsenen (Tomporowski, 2002), dennoch sind die Ergebnisse interessant: Hier wurde nämlich festgestellt, dass aerobes Training mit einer Dauer von bis zu 60 Minuten die Informationsverarbeitung erleichtern kann und akute körperliche Aktivität weitere kognitive Prozesse zu fördern scheint, die Wirkung ist aber von der Art und Dauer der durchgeführten Übungen abhängig (Tomporowski, 2002). Ein weiteres systematisches Review beschäftigte sich speziell damit, ob Sportprogramme die Leistung in standardisierten Leistungstests und die Konzentration/Aufmerksamkeit verbessern (Donnelly et al. 2017). Inkludiert wurden hier 73 Studien. Die Autoren kamen zu dem Schluss, dass die Mehrheit der Ergebnisse der Primärstudien die Ansicht stützt, dass einmalige PA (physical activity) - Interventionen die kognitiven Fähigkeiten von Kindern verbessern. Jedoch waren die Ergebnisse aus den kontrollierten Experimenten uneinheitlich und die Autoren betonen, dass zusätzliche, gut konzipierte Studien benötigt werden (Donnelly et al. 2017). Die Autorin fand auch eine Studie mit einem experimentellen Design zur Thematik. Diese Studie der Universität Bern untersuchte die Auswirkungen einer koordinativen Übung im Sportunterricht auf die Aufmerksamkeit von Grundschulkindern in der fünften Klasse (Schmidt, Egger, and Conzelmann 2015). Hier gab es eine Kontroll- und eine Experimentalgruppe, die Kontrollgruppe erhielt eine normale Schulstunde, die Experimentalgruppe Sportunterricht (Stationen mit koordinativen Übungen). Vor, unmittelbar nach und 90 Minuten nach jeder Versuchsbedingungen wurde die Aufmerksamkeitsleistung der Kinder mit dem d2-R getestet (Schmidt, Egger und Conzelmann, 2015). Es wurde ein positiver Effekt auf die kognitive Leistung von Kindern gefunden, jedoch erst bei der 90 Minuten Post Messung, was sich die Autoren, auch physiologisch gesehen, nicht wirklich erklären konnten. Eine weitere Limitation wurde auch durch den Übungseffekt des d2-R angegeben (Schmidt, Egger und Conzelmann 2015). Insgesamt ist zu sagen, dass wenige Studien Schüler/innen allgemein in den Blick nehmen. Bezüglich der Wirkung körperlicher Aktivität auf kognitive Leistungen kommen die Studien zu unterschiedlichen Ergebnissen: Mal wurden Effekte festgestellt, mal späte Effekte, mal nur schwache, und mal uneinheitliche Effekte. Auch wurde die Notwendigkeit weiterer experimenteller Studien insbesondere im schulischen Kontext betont (Janssen et al. 2014). Hieraus ergibt sich die Forschungslücke der Autorin. Die Autorin wählte die Probandengruppe der Schüler/innen ohne spezifische Eigenschaften oder Erkrankungen, da es hierzu wenige Studien gibt. Auch wählte die Autorin die Altersgruppe der 14-15 Jährigen (9.Klasse), da die gesichteten Primärstudien sich meist auf Grundschulkinder bezogen und Jugendliche weniger in den Blick genommen wurden. Die Autorin entschied sich zudem dazu, einen speziellen Kernaspekt der kognitiven Leistung zu erfassen: Die Konzentrationsleistung. In den vorliegenden Studien wurde oft erwähnt, wie wichtig die Art der körperlichen Aktivität ist und welche Voraussetzungen diese haben sollte, daher hielt die Autorin es für wichtig, eine Fachkraft hinzuzuziehen. Somit ergab sich folgende Forschungsfrage: Wie wirkt sich ein von einer Fachkraft durchgeführtes Sportprogramm auf die Konzentrationsleistung von Gymnasiastinnen aus? Hierzu wurden folgende Hypothesen (ungerichtet) aufgestellt: Nullhypothese H0: Das Sportprogramm hat keinen Effekt auf die Konzentrationsleistung bei Gymnasiastinnen sowie Alternativhypothese H1: Das Sportprogramm hat einen Effekt auf die Konzentrationsleistung bei Gymnasiastinnen. Die Forschungslücke der Autorin ergab sich zum Einen durch den bestehenden Kontext, aus dem Ausschnitte bereits erläutert wurden, wurde aber auch durch eine systematische Suche in zwei wissenschaftlichen Literaturdatenbanken nochmals bestätigt. In beiden Datenbanken, in denen gesucht wurde, ergab die manuelle Analyse 0 Treffer, es konnte keine experimentelle oder quasi-experimentelle Studie gefunden werden, die den Effekt körperlicher Aktivität bei Gymnasiastinnen im Alter von 14-15 Jahren ohne spezifische Eigenschaften untersuchte (genaue Erläuterungen zur Literaturrecherche siehe 2.2.1 Literaturrecherche).

1.3 Theoretischer Hintergrund

Schon in der Kontextanalyse wurde der Begriff „Kognition" sowie kognitive Leistungen, Fähigkeiten und Prozesse häufig verwendet. Der Begriff „Kognition" ist ein Sammelbegriff für die geistige Aktivität des Menschen (Kluwe, 2000). Bezeichnet werden hiermit alle informationsverarbeitenden Prozesse und Strukturen, bezeichnet als kognitive

Prozesse und Fähigkeiten (Kluwe, 2000). Kognitive Prozesse sind erforderlich für bestimmte Tätigkeiten und Leistungen, wie beispielsweise Rechnen, Erinnern, Lernen, Nachdenken oder Problemlösen - ebenfalls umfassen kognitive Prozesse auch die Aufmerksamkeit und Konzentration (Max-Planck Institut, 2018). Letztere ist das zentrale Outcome dieser Arbeit. Konzentration wird verstanden als „Sammlung und Richtung der Aufmerksamkeit auf eng umgrenzte Sachverhalte" (Düker & Lienert, 2001). Die Konzentration wird sozusagen als höchste Stufe der Aufmerksamkeit angesehen, obwohl die beiden Begriffe Konzentration und Aufmerksamkeit nicht streng voneinander unterschieden werden können (Düker & Lienert, 2001). Zur Messung der Konzentration stehen sogenannte objektive Leistungstests zur Verfügung, in dieser Arbeit wurde ein spezieller Konzentrationsleistungstest verwendet (siehe 2.1.5 Messmethodik)

Körperliche Aktivität („Physical Activity", PA) wird definiert als „ jede körperliche Bewegung, die von Skelettmuskeln ausgeführt wird und Energieaufwand erfordert" (Donnelly et al. 2017). Durchgeführt werden sollen Sportübungen („exercise"). Exercise wird definiert als eine Untergruppe von Physical Actitvity, die geplant und strukturiert erfolgt und zum Ziel die „Erhaltung oder Verbesserung der körperlichen Fitness" hat (Donnelly et al. 2017). Fitness ist hierbei ein „physiologischer Zustand des Wohlbefindens, der das Rsiko einer hypokinetischen Erkrankung verringert" (Donnelly et al. 2017). Gemessen werden soll der Einfluss körperlicher Aktivität auf die Konzentrationsleistung.

Physiologisch gesehen führt körperliche Aktivität zu erhöter Hirndurchblutung und zur Erhöhung von Neurotrophinen, die für einen besseren kurzfristigen Lernerfolg verantwortlich zu sein scheinen (Schmidt, Egger, und Conzelmann 2015)

2. Hauptteil

2.1 Methodik

2.1.1 Literaturrecherche

Die Literaturrecherche fand in zwei Datenbanken statt, zum Einen in der Datenbank „PubMed" am 31.5.2022, zum anderen in der Datenbank „PubPsych" am 1.6.2022. Im Anhang (siehe 5.1 Tabellen der Literatursuche) findet sich ein tabellarischer Suchverlauf der elektronischen Suche in beiden Datenbanken. Keywords der Suche in den Datenbanken sind in den nachfolgenden Tabellen abgebildet.

Begriff	Englische Übersetzung	Synonyme
Sportprogramm	Sports program	Sports, endurance training, stamina training, athletics, fitness,Physical Activity

Schüler	Pupils	Pupil, Schoolgirls, Student, Students, Children, Girls, Schoolchildren, adolescent, teenager, child
Konzentration	Concentration	Focus, Concentrate, focusing, study, attention, mind, thinking, Cognition, Cognitive Functioning, Academic Achievement

Tabelle 1: Keywords der Literaturrecherche, eigene Darstellung.

Da die Autorin eine experimentelle Studie durchführen möchte, suchte sie auf PubMed spezifisch nach experimentellen Studien, um zu beweisen, dass dieser Studientyp noch nicht für die gewünschte Forschungsfrage durchgeführt wurde. In „PubMed" wurde nach den Begriffen inklusive aller Synonyme erstmal jeweils einzeln gesucht, dann wurde der Filter Titel eingesetzt, um die Zahl der Treffer zu reduzieren. Die Kombination aller Begriffe mit Filter Titel erzielte 77 Ergebnisse. Hier endete die Suche und die Autorin führte eine manuelle Auswahl der verbleibenden Studien durch. In „PubPsych" war das Vorgehen ähnlich, alle Begriffsgruppen wurden kombiniert und die Trefferzahlen mit dem Filter Titel eingeschränkt und auf die Relevanz begrenzt. Die Kombination aller relevanten Begriffe mit dem Filter Titel ergab 53 Treffer, hier endete die Suche und die Autorin führte eine manuelle Auswahl durch. Die manuelle Auswahl in beiden Datenbanken ergab 0 Treffer, entweder waren die Studien schlicht nicht relevant und hatten nicht mit dem spezifischen Thema zu tun, oder sie erfüllten mindestens einen Teil des PICO-Modells der Autorin nicht: Die Probandengruppe war anders, die Intervention war anders, oder das Outcome war anders. Es wurde kein RCT oder NRCT gefunden, das genau die Forschungsfrage der Autorin untersuchte (siehe auch 1.2 Herleitung der Forschungsfrage)

2.1.2 Studiendesign

Bei der vorliegenden Studie handelt es sich um eine quasi- experimentelle Studie, auch bezeichnet als nicht- randomisierte kontrollierte Studie (NRCT– Non- Randomized- Controlled- Trial). Dieses Studiendesign kennzeichnet sich dadurch, dass auf eine Stichprobe zurückgegriffen wurde, die nicht nach dem Zufallsprinzip zusammengesetzt wurde, sondern „einfach vorgefunden oder ohne Randomisierung anderweitig gebildet wurde" (Döring & Bortz, 2015), misst aber wie ein klassisches Experiment mit Randomisierung (RCT) auch resultierende Effekte auf abhängige Variablen (Döring & Bortz, 2015).

2.1.3 Probanden

Um die Proband/innen zu rekrutieren, wurde Kontakt zu einer Sportlehrkraft eines örtlichen Gymnasiums aufgenommen. Diese erklärte sich dazu bereit, dass die Studie in ihrer Sportklasse (Sport weiblich) der 9. Klassenstufe durchgeführt werden kann. Die Autorin stellte sich den Schülerinnen persönlich vor und führte die Probandeninformation durch. Die Schülerinnen sollten gemeinsam mit den Erziehungsberechtigten entscheiden, ob sie an der Studie teilnehmen. Teilnehmen durften alle Schülerinnen, die sich im Sportkurs der 9. Klassenstufe der unterstützenden Sportlehrkraft befanden. Weiterhin musste für eine Teilnahme die Probandeninformation und Einverständniserklärung von der Schülerin und mindestens einem Elternteil gelesen worden sein und der Autorin unterschrieben wieder ausgehändigt worden sein. Es wurden auch spezielle Ausschlusskriterien aufgestellt, zum Einen, da die Studie darauf abzielt, Schülerinnen ohne spezifische Eigenschaften und Erkrankungen zu untersuchen. Zum Anderen soll der Effekt eines Sportprogramms auf die Konzentrationsleistung gemessen werden – es gibt aber viele verschiedene Parameter (wie z.B. bestimmte Erkrankungen), die die Konzentrationsleistung ebenfalls beeinflussen können. Diese können als Confounder wirken und den tatsächlichen Effekt der unabhängigen Variable auf die abhängige Variable verschleiern. Daher wurde versucht, durch die Ausschlusskriterien möglichst viele Confounder auf die Konzentrationsleistung schon im Vorfeld zu eliminieren. Die Ausschlusskriterien wurden den Probandinnen und deren Erziehungsberechtigten detailliert mitgeteilt und die Erziehungsberechtigten wurden darum gebeten zusammen mit den Probandinnen zu prüfen, ob im individuellen Fall ein Ausschlusskriterium erfüllt wurde und dies gegebenenfalls auf der Einverständniserklärung zu vermerken. Folgende Ausschlusskriterien wurden definiert (sicher durch Fachpersonal diagnostiziert): Psychische Beeinträchtigungen, die zum Ausschluss führten: Aufmerksamkeits- Hyperaktivitäts- Syndrom (ADHS), Depressionen aller Schweregrade, Angststörungen aller Art, Posttraumatische Belastungsstörung (PTBS), Schizophrenie oder Anorexia Nervosa. Körperliche Beeinträchtigungen, die zum Ausschluss führten: Hypotonie, Schilddrüsen- Unterfunktion, starker Eisenmangel, Niereninsuffizienz oder neurologische Erkrankungen. Ein weiteres Ausschlusskriterium, das sich aufgrund des gewählten Messinstrumentes ergab, war eine durch Fachpersonal festgestellte Dyskalkulie. Wurde in der Einverständniserklärung angekreuzt, dass ein Ausschlusskriterium erfüllt wurde, mussten betreffende Probandinnen schon im Vorfeld von einer Teilnahme an der Studie ausgeschlossen werden.

2.1.4 Intervention

Bei der Intervention handelte es sich um akute körperliche Aktivität im Rahmen eines Sportprogrammes. Die Autorin entschied sich dazu, das Sportprogramm von einer

Fachkraft durchführen zu lassen. Die Schülerinnen werden sonst auch regulär von dieser Lehrkraft im Fach Sport unterrichtet, was weniger künstliche Bedingungen generiert. Auch wurde in einigen Studien thematisiert, wie zentral die Art und Durchführung des Sportprogrammes für eine Studie dieser Art ist (Tomporowski,2002), daher war der Autorin die fachliche Qualität der Intervention sowie eine kompetente Durchführung besonders wichtig. Auch sind so jegliche Verzerrungen der Intervention und des Effekts der Intervention von Seiten der Versuchsleitung ausgeschlossen. Die Versuchsleitung gab der Fachkraft lediglich die Dauer, die Trainingsintensität und die Art des Sportprogrammes vor. Gerade die Dauer des Sportprogrammes scheint den Effekt einer solchen Intervention zu beeinflussen (Brisswalter, 2002). Bekannt ist, dass es bei einer Dauer von ab einer Stunde zu Müdigkeitserscheinungen kommt (Brisswalter, 2002). Das Review von Janssen et al. 2014 analysierte Primärstudien, bei denen die Intervention zwischen 10 und 45 Minuten dauerten. Bei den Meisten Studien, die eine Intervention mit einer Dauer von maximal 20 Minuten beinhalteten, wurde ein Effekt auf die Aufmerksamkeit gefunden, bei Studien mit Dauern von 45 Minuten wurde kein Effekt mehr gefunden (Janssen et al., 2014). Daher entschied sich die Autorin für eine Dauer der Intervention von 20 Minuten, die bei der Durchführung auch eingehalten werden konnte (die Dauer wurde per Stoppuhr gemessen). Auch die Trainingsintensität ist ein wichtiger Faktor. Man fand heraus, dass intensives anaerobes Training (starke Beanspruchung, Stoffwechselweg ohne Sauerstoff) die kognitiven Funktionen nicht signifikant beeinflusst (Tomporowski, 2002), während die meisten Studien mit einem aeroben Training (größter Teil der Energie wird mithilfe von Sauerstoff gewonnen) einen positiven Effekt auf die Aufmerksamkeit erzielen konnten (Janssen, 2014). Auch sollte die Trainingsintensität moderat sein, bei zu hoher Trainingsintensität kann es zu einem Rückgang der kognitiven Leistung kommen (Janssen, 2014). Bei der Art des in dieser Studie durchgeführten Sportprogrammes handelte es sich um ein Zirkeltraining zur Pulssteigerung, aerob und mit moderater Intensität. Vor der ersten Messung zogen sich die Schülerinnen in der Sporthalle um, bauten die Stationen für das Zirkeltraining auf und erhielten bereits eine Einführung und Erläuterung zu den verschiedenen Übungen durch die Sportlehrkraft. Nach der ersten Messung mit dem Messinstrument im Klassenzimmer fand die Intervention in der Sporthalle des Gymnasiums statt. Das Zirkeltraining bestand aus sechs Stationen. Die Stationen wurden immer in 2er Paaren durchlaufen, immer eine Schülerin führte die Übung für 40 Sekunden durch, die andere machte Pause, dann fand ein Wechsel statt. Hatten beide Schülerinnen die Übungen gemacht, wurde die Station gewechselt. Zum Setting ist zu sagen, dass die Sporthalle sehr ruhig war, da sonst keine anderen Schüler oder Klassen anwesend waren. Während des Zirkeltrainings lief aktivierende Musik, die von der Lehrerin ausgewählt wurde, da die Schülerinnen dies so gewohnt sind. Die Versuchsleitung hielt sich während der Durchführung der Intervention passiv im Hintergrund und führte über Auffälligkeiten Protokoll. Es war zu beobachten, dass manche Schülerinnen die Übungen nicht richtig mitmachten, zu früh aufhörten oder die Motivation schnell verloren. Manche Schülerinnen wurden von der Lehrerin mehrmals ermuntert und aufgefordert, sich anzustrengen. Die Lehrerin achtete auf die richtige Durchführung der Übungen und korrigierte gegebenenfalls. Schon nach sechs Minuten war bei den Schülerinnen eine körperliche Anstrengung bemerkbar, die sich durch beschleunigte Atmung und teilweise Rötung des Gesichts zeigte. Nach 20 Minuten wurde die Intervention beendet. Nach der Intervention kehrten die Schülerinnen wieder ins Klassenzimmer zurück und hatten hier kurz Zeit, sich auszuruhen und zu trinken.

2.1.5 Messmethodik

Vor und nach der Intervention fand die Messung des primären Outcomes Konzentrationsleistung statt. Das verwendete Messinstrument war der Konzentrationsleistungstest in der Revidierten Fassung (KLT-R) in der 1. Auflage 2001 von Düker & Lienert des Hogrefe Verlags Göttingen. Der Test wurde über den Verlag (testzentrale.de) beschafft. Der KLT-R ist die revidierte und neu normierte Fassung des KLT. Es handelt sich um einen objektiven Leistungstest, der zum Ziel hat, die „Konzentrationsfähigkeit im Sinne von Belastbarkeit, Ausdauer und Ermüdungsresistenz zu messen" (Düker & Lienert, 2001). Im Unterschied zu anderen oft verwendeten Tests wie beispielsweise dem d2-R, der die Kurzzeitanspannung misst, misst der KLT-R die Langzeitanspannung, es wird „die Quantität und die Qualität der Dauerbeanspruchungen sowie der Leistungsverlauf einer Testperson erfasst" (Düker & Lienert, 2001). Den KLT- R gibt es in zwei verschiedenen Schwierigkeitsstufen, die Autorin wählte für ihre Stichprobe die schwierigere Form (KLT-R 6-13), die in der 6. Bis 13. Schulstufe und bei Erwachsenen anwendbar ist (Düker & Lienert, 2001). Der KLT-R besteht aus komplexen Rechenaufgaben, es sind 9 Blöcke mit jeweils 20 Rechenaufgaben, pro Block haben die Proband/innen 2 Minuten Bearbeitungszeit, die Testdauer beträgt also ohne Instruktion 18 Minuten (Düker & Lienert, 2001). Jedes Item besteht aus der „Addition und Subtraktion von zweimal drei einstelligen Zahlen, die Zwischenergebnisse müssen gemerkt werden"(Düker & Lienert, 2001) und aus zwei unterschiedlichen Regeln wird dann das Gesamtergebnis berechnet – ist das Ergebnis der oberen Zeile größer als das der unteren, wird die untere Zeile von der oberen abgezogen, ansonsten werden beide Zeilen addiert. Zur Messung der Leistung werden beim KLT-R folgende Indikatoren berechnet: Die Anzahl der richtig bearbeiteten Aufgaben (RwR, Rohwert richtig gelöster Aufgaben), die Anzahl der falsch bearbeiteten Aufgaben (RwF, Rohwert falsch gelöster Aufgaben), die Gesamtleistungsmenge, definiert als die Anzahl der richtig und falsch bearbeiteten Aufgaben (GL= RwR + RwF) und die Fehlerprozente (F%, RwF *100/Gesamtleistung). Die Gesamtleistung und der Rohwert der Richtigen gelten als Maße für die quantitative Konzentrationsleistung, die Fehlerprozente und der Rohwert der Falschen als Maße für die Qualität der Leistung (Düker & Lienert, 2001). Der KLT-R wurde nach dem Konzept der klassischen Testtheorie (KTT) konstruiert (Düker & Lienert, 2001). Bezüglich des Gütekriteriums Objektivität ist zu sagen, dass die Durchführungsobjektivität gewährleistet ist, da die Testdurchführung vollständig standardisiert und somit von der Versuchsleitung unabhängig ist, sofern diese die Hinweise des Manuals einhält. Abgesehen von möglichen Ablesefehlern ist auch die Auswertungsobjektivität gegeben, da die Bögen mit einer Schablone ausgewertet werden und die Autorin die Schülerinnen instruiert hat, die Testbögen nicht mit dem Namen sondern mit einem anonymisierten Code zu beschriften sowie nach dem Test die Bögen erst eingesammelt wurden, als alle Schülerinnen den Raum verlassen hatten – eine Zuordnung eines Testbogens zu einer Person war also zu keinem Zeitpunkt möglich. Bezüglich der Reliabilität ist zu sagen, dass die „bisher vorliegenden Homogenitätskoeffizienten das Verfahren als hoch reliabel ausweisen (Düker & Lienert, 2001), bezüglich der richtig gelösten Aufgaben liegt Cronbachs Alpha je nach Altersgruppe zwischen .90 und .97, bezüglich der falsch gelösten Aufgaben etwas niedriger bei .79 bis .90. Auch das Gütekriterium der Normierung konnte beim KLT-R erfüllt werden: Für den KLT-R 6-13 lag eine Eichstichprobe aus 2.600 bayerischen Schüler/innen vor (Düker & Lienert, 2001). Bei der Durchführung des KLT-R hielt sich die Autorin an die Vorgaben des Manuals, bei der Prä und Post Messung wurde exakt dieselbe Instruktion verwendet. Vor der Prä- Messung erhielten die Schülerinnen eine ausführliche Instruktion inklusive der Bearbeitung und Besprechung der sich auf dem Fragebogen befindenden Übungsaufgaben. Die Zeit pro Rechenblock wurde per Stoppuhr gestoppt, das mögliche Abschreiben voneinander, das im Manual erwähnt wurde, wurde durch weites Auseinandersetzen der Schülerinnen verhindert. Zum Setting ist zu sagen, dass versucht wurde, ein kühles und ruhiges Klassenzimmer zu wählen, um mögliche Confounder durch die Methodik zu eliminieren. Nach der Prä Messung wurde die Intervention in der Sporthalle durchgeführt, anschließend kehrten die Schülerinnen für die Post-Messung ins Klassenzimmer zurück. Alles fand am selben Tag Dienstagnachmittags statt, da die Schülerinnen zu dieser Zeit sowieso regulär Sportunterricht gehabt hätten.

2.1.6 Statistische Analyse

Die soziodemografische Erhebung wurde paper-based durchgeführt. Die Soziodemografischen Fragen wurden von der Autorin kodiert und die Antworten in kodierter Form manuell in Excel übertragen, jeweils zugeordnet zur ID (anonymisierter Code) der Probandinnen. Die statistische Analyse der soziodemografischen Fragen erfolgte mit R-

Commander. Für die Variable Alter wurde der Mittelwert und die Standardabweichung berechnet. Für die drei weiteren Fragen wurden jeweils die prozentualen Häufigkeiten berechnet. Der KLT-R wurde vor und nach der Intervention paper-based durchgeführt. Die Prä und Post Messungen des KLT-R wurden mit der Auswertungsschablone des Verlags sorgfältig ausgewertet und die Messgrößen manuell in Excel übertragen, für jede Probandin wurden zum jeweiligen anonymisierten Code die Messwerte sowohl Prä als auch Post aufgeführt. Die statistische Analyse der Outcome Variablen des KLT-R erfolgte mit R-Commander und SPSS. Bezüglich der Forschungsfrage, wie sich das Sportprogramm auf die Konzentrationsleistung der Schülerinnen auswirkt, wurden folgende primäre Hypothesen aufgestellt: Nullhypothese H0: Das Sportprogramm hat keinen Effekt auf die Konzentrationsleistung bei Gymnasiastinnen sowie Alternativhypothese H1: Das Sportprogramm hat einen Effekt auf die Konzentrationsleistung bei Gymnasiastinnen. Die Auswertung des KLT-R ergibt mehrere einzelne Indikatoren (Gesamtleistungsmenge, Rohwert der Richtigen, Rohwert der Falschen, Fehlerprozente). Es wird kein Gesamtsummenscore aus den einzelnen Indikatoren gebildet und die einzelnen Indikatoren stehen für sich. Die Gesamtleistung und der Rohwert der Richtigen gelten als Maße für die quantitative Konzentrationsleistung, die Fehlerprozente und der Rohwert der Falschen als Maße für die Qualität der Leistung (Düker & Lienert, 2001). Die Autorin entschied sich dazu, die Maße für die quantitative Konzentrationsleistung zur Beantwortung der Forschungsfrage zu wählen und legte die Gesamtleistungsmenge (GL) und den Rohwert der Richtigen (RwR) als die beiden Outcome Variablen fest, die separat ausgewertet wurden (Im Falle, dass sich beispielsweise die Gesamtleistung verbessert, aber die Zahl der Richtigen nicht zunimmt). Die sekundären Hypothesen lauten also: H0: Das Sportprogramm hat keinen Effekt auf die Gesamtleistung im KLT-R sowie Alternativhypothese H1: Das Sportprogramm hat einen Effekt auf die Gesamtleistung im KLT-R und H0: Das Sportprogramm hat keinen Effekt auf den Rohwert der Richtigen im KLT-R sowie Alternativhypothese H1: Das Sportprogramm hat einen Effekt auf den Rohwert der Richtigen im KLT-R. Für beide Outcome Variablen wurde ein Hypothesentest sowie eine Effektstärke berechnet. Da die Stichprobengröße nur n=14 beträgt, ist anzunehmen, dass die Daten nicht normalverteilt sind, dies ist in der Regel erst ab n=30 der Fall. Dennoch wurden die Daten mittels Shapiro-Wilk nochmals auf Normalverteilung geprüft. Ist der Shapiro Wilk Test signifikant, sind die Daten nicht normalverteilt. Der Test für die Variable Gesamtleistung Prä und Post und für die Variable Rohwert der Richtigen Prä und Post wurde signifikant. Aufgrund der nicht normalverteilten Daten entschied sich die Autorin für einen Wilcoxon-Vorzeichen-Rang Test (kurz Wilcoxon- Test) für gepaarte/abhängige Stichproben zur Prüfung der Hypothesen. Hierbei wurde nicht wie üblich die asymptotische Signifikanz berechnet, dies ist bei einem n= unter 30 nicht sinnvoll.

Stattdessen wurde die exakte Signifikanz berechnet. Getestet wurde zweiseitig. Wird der Test signifikant, wird die Nullhypothese verworfen und die Alternativhypothese angenommen. Ansonsten wird die Nullhypothese angenommen. Die Effektstärke Cohens D ist nur für den Unterschied von Mittelwerten beim t-Test geeignet, daher berechnete die Autorin stattdessen passend zum Wilcoxon- Test die Effektgröße r, die für den Unterschied zwischen Medianen geeignet ist. Die Effektgröße r berechnet sich aus der standardisierten Teststatistik des Wilcoxon Tests (z-Wert) und der Fallzahl N. Der zugehörige z-Wert wird bei SPSS automatisch ausgegeben, wenn man dort einen Wilcoxon Test durchführt. Die Fallzahl N berechnet sich aus der Anzahl der Beobachtungen

(n1+n2), in diesem Fall ist also N=28. Die verwendete Formel lautet: $r = \dfrac{Z}{\sqrt{N}}$

Für die Gesamtleistung wurde in R Commander und SPSS ein Wilcoxon Test berechnet und mit dem dazugehörigen z-Wert und N die Effektstärke r berechnet.

2.2 Resultate

2.2.1 Probandeneigenschaften

Die Stichprobe bestand aus n= 14 Personen. Die Proband/innen waren alle weiblich, da die Sportgruppen nach Geschlechtern getrennt sind. Das Durchschnittsalter betrug 14,57 (Standardabweichung 0,51). Alle Proband/innen füllten einen soziodemographischen Fragebogen aus, der aber an die Altersgruppe und Zielgruppe angepasst wurde. Vor allem wurden Fragen zu Sport in der Freizeit gestellt. Die Frage „Treibst du in deiner Freizeit Sport"? wurde von 100% der Probandinnen mit „Ja" beantwortet. Sport wurde definiert als „jegliche Form der Bewegung", als Beispiele wurden den Probandinnen Spazieren gehen, Fußball spielen und Tanzen vorgegeben. Bezüglich der Häufigkeit gaben 4 Probandinnen (ca. 28%) an, 1-2 Tage in der Woche Sport zu treiben, 5 Probandinnen (ca. 36 %) gaben 3-4 Tage an und ebenfalls 5 Probandinnen gaben 5-6 Tage an. Bezüglich der Art des am Meisten betriebenen Sports (Mehrfachnennung war möglich) gab eine Probandin Gruppensport (Ballett, Leichtathletik, Gymnastik) an sowie eine Probandin Mannschaftssport (Basketball, Fußball, Volleyball). Drei Probandinnen (ca. 21 %) gaben Kampfsport (z. B Judo, Karate) an. Vier Probandinnen (ca. 28%) gaben Tanzen an , zwei Probandinnen „Sonstiges". Mit Abstand am häufigsten genannt wurde hier die Antwortmöglichkeit Einzelsport (Reiten, Tennis, Radfahren, Spazieren gehen) von 8 Probandinnen (ca. 56%). Insgesamt lässt sich also schlussfolgern, dass sich alle Probandinnen in Ihrer Freizeit bewegen, die Mehrheit an mindestens 3-4 oder sogar 5-6 Tagen die Woche. Die Art des am Meisten betriebenen Sports variiert, am Meisten genannt wurde jedoch der Einzelsport beziehungsweise die individuelle Bewegung wie beispielsweise Spazieren gehen.

2.2.2 Ergebnisvariablen

Der mit R-Commander durchgeführte Wilcoxon-Test für die Outcome Variable Gesamt-leistung ergab einen p-Wert von 0,002079. Der Test ist somit signifikant. Die Nullhypo-these wird verworfen und die Alternativhypothese angenommen. Die standardisierte Teststatistik in SPSS ergab einen zugehörigen z-Wert von -3,114. Der Wert für die Fall-zahl N beträgt 28. Gemäß der Formel ergibt sich eine Effektstärke r von 0.59. Für die Outcome Variable Rohwert der Richtigen ergab sich ein p-Wert von 0.001624. Dieser Test ist ebenfalls signifikant, die Nullhypothese wird auch für diese Variable verworfen und die Alternativhypothese angenommen. Die standardisierte Teststatistik in SPSS ergab einen zugehörigen z-Wert von -3,187. Der Wert für die Fallzahl N beträgt 28. Gemäß der Formel ergibt sich eine Effektstärke r von 0.60. Zusätzlich wurden für beide Variablen noch die Mediane für die Prä und Post Messung berechnet und ein prozentu-aler Unterschied berechnet. Vor der Intervention lag der Median beim Rohwert der Rich-tigen bei 22, nach der Intervention bei 32,5 was einen prozentualen Anstieg der Werte von 47,7 % bedeutet. Der Median der Gesamtleistung lag vor der Intervention bei 36 und nach der Intervention bei 45,5 was einen prozentualen Anstieg des Medians um 26,4 % bedeutet.

3. Schlussteil

3.1 Interpretation der wichtigsten Erkenntnisse und Bezug zur Forschungsfrage

Die statistische Analyse ergab signifikante p-Werte des Wilcoxon-Vorzeichen-Rang Tests für beide Outcome Variablen, sowohl die Gesamtleistungsmenge, als auch den Rohwert der Richtigen. Beide Nullhypothesen wurden verworfen und die Alternativhypo-these angenommen. Das heißt, dass es trotz der geringen Stichprobengröße von n=14 einen statistisch bedeutsamen Effekt zwischen der Prä- und Post Messung bei den Pro-bandinnen gegeben hat und zwar in beiden Outcomes für die quantitative Konzentrati-onsleistung. Der Median beim Rohwert der Richtigen stieg im Vergleich zu vor der Inter-vention um 47,7 %, bei der Gesamtleistung gab es einen Anstieg um 26,4 %. Diese Ergebnisse geben schonmal einen Hinweis darauf, dass die Intervention einen positiven Effekt auf die Konzentrationsleistung gehabt haben könnte. Jedoch gibt ein Hypothesen-test keinen Aufschluss darüber, wie hoch der tatsächliche Effekt ist, deshalb wurde die Effektstärke r berechnet. Für die Variable Gesamtleistung ergibt sich eine Effektstärke r von 0,59. Nach Cohen (1998) ist ein r-Wert ab .50 ein starker Effekt. Für die Variable Gesamtleistung ergab sich eine Effektstärke r von 0.60 was gemäß Cohen (1998) auch einem starken Effekt entspricht. Letztlich wurde die Alternativhypothese H1: Das

Sportprogramm hat einen Effekt auf die Gesamtleistung im KLT-R also bestätigt und die Alternativhypothese H1: Das Sportprogramm hat einen Effekt auf den Rohwert der Richtigen im KLT-R ebenfalls bestätigt. Im Vergleich zu vor der Intervention wurde für die Werte der Gesamtleistung und des Rohwerts der Richtigen ein starker Effekt berechnet. Letztendlich schlussfolgert die Autorin in Bezug auf die primäre Forschungsfrage, wie sich ein von einer Fachkraft durchgeführtes Sportprogramm auf die Konzentrationsleistung von Gymnasiastinnen auswirkt, folgendes: Aus der Auswertung der Daten ergeben sich stichhaltige Beweise für einen Effekt der Intervention und eine Verbesserung der Werte der Probandinnen bei der Post-Messung. Auf beide Indikatoren der quantitativen Konzentrationsleistung gab es einen starken Effekt gemäß der berechneten Effektstärke. Man kann daraus schließen, dass das Sportprogramm durchaus einen positiven Effekt auf die Konzentrationsleistung hatte. Jedoch ist bei der Interpretation etwas Vorsicht geboten: Es kann keine Aussage darüber getroffen werden, wie groß der „wahre Effekt" der unabhängigen Variable (Sportprogramm) auf die abhängige Variable (Konzentrationsleistung) ist. Da der verwendete KLT-R zu den Konzentrations- und Aufmerksamkeitstests gehört, könnte das signifikante Ergebnis und die starken Effekte durch das Phänomen des Übungseffektes beeinflusst worden sein. Es könnte sein, dass die Verbesserung bei der Post-Messung anteilig davon beeinflusst ist. Viele bereits durchgeführte Studien berichten von diesen Lerneffekten, die zu höheren Werten führen und bei Aufmerksamkeitstests üblich sind. In zwei Studien zur Messung der Konzentrationsverbesserung durch Sport, in denen der d2-R verwendet wurde, wurde ein Lerneffekt beobachtet (Brickenkamp & Zillmer, 1998) und (Schmidt, Egger, und Conzelmann 2015)). Da es sich bei dem KLT-R bei der Post-Messung um genau dieselben Rechenaufgaben handelte, und die Rechenregeln bei erneuter Anwendung fester verankert und schonmal angewendet worden sind, hält die Autorin es für sehr wahrscheinlich, dass der Übungseffekt einen Anteil am statistisch signifikanten und starken Effekt hat. Dennoch ist es unwahrscheinlich, dass die gemessenen Effekte allein durch den Übungseffekt verursacht wurden. Daher schlussfolgert die Autorin, dass das Sportprogramm trotzdem einen positiven Einfluss auf die Konzentrationsleistung hatte.

3.2 Diskussion

3.2.1 Limitationen

Trotz sorgfältig geplanter Methodik gibt es auch bei dieser Studie einige Limitationen. Als Erstes zu nennen sind hier mögliche Drittvariablen und Störgrößen, die nicht (ganz) kontrolliert werden und daher zu Verzerrungen geführt haben könnten (siehe Confounderanalyse). Weiterhin finden sich bei dieser Studie auch verschiedene systematische Fehler im Design und der Durchführung, die zu Verzerrungen geführt haben könnten

(Bias). Zum Einen zu nennen sind hier die Limitationen, die sich aus dem Studiendesign ergeben. Es gab keine Kontrollgruppe, nur eine Interventionsgruppe, wodurch die limitierenden Übungseffekte nicht beobachtet und quantifiziert werden konnten. Mit einer Kontrollgruppe wäre eine Beobachtung der Verbesserung bei der Post-Messung sowie eine Quantifizierung des Übungseffekts möglich gewesen. Auch handelte es sich um ein NRCT ohne Randomisierung, was immer zu einer Verzerrung führen kann, Studien mit einer Randomisierung sind qualitativ deutlich hochwertiger. Auch wurde die Intervention und die beiden Messungen nur einmalig am selben Tag durchgeführt, eine längerfristig angelegte Studie hätte zu genaueren Ergebnissen geführt. Auch wurde die gesamte Literaturrecherche, Methodik und Datenauswertung von einer einzelnen Person übernommen. Auch die Literaturrecherche beinhaltete einige Verzerrungen: Die Autorin suchte in nur zwei Datenbanken und die graue Literatur wurde nicht beachtet, auch wurden für den Beweis der Forschungslücke und den Kontext nur deutsch- und englischsprachige Studien miteinbezogen. Auch die geringe Stichprobengröße (n=14) sowie die Homogenität der Stichprobe (nur weiblich, gleiches Alter, Schule und Klasse) stellen verzerrende Faktoren dar. Die größte Limitation dieser Studie sind jedoch die Übungseffekte, da das Ergebnis dadurch nicht eindeutig interpretiert werden kann, da nicht klar ist, wie groß der Effekt der Intervention wirklich war. Die Übungseffekte hätten durch bessere Methodik (z.B. Kontrollgruppe, Pre-Test) eventuell kontrolliert und quantifiziert werden können.

3.2.2 Handlungsempfehlung und weiterer Forschungsbedarf

Die Autorin empfiehlt eine intensivere Beforschung des Themas durch weitere Studien. Aufgrund der unschlüssigen und teils widersprüchlichen Evidenz, ob akute Sportprogramme einen Einfluss auf die Konzentration und Aufmerksamkeit haben, sind weitere Studien mit qualitativ hochwertiger Methodik, am besten RCTs mit einer Kontrollgruppe, notwendig. Auch die weitere Erforschung der Übungseffekte und eine Diskussion und Evaluation der Messinstrumente (oft wird immer nur der d2-R verwendet) hält die Autorin für notwendig. Zudem sind weitere Erkenntnisse über die spezifischen Faktoren der Intervention notwendig (Wie soll das Sportprogramm genau gestaltet sein, Länge, Trainingsintensität, Messwiederholungen…). Generell sollte die Forschung zu den positiven Auswirkungen körperlicher Aktivität auf Schüler*innen gestärkt werden, damit das Thema bei Entscheidungsträger/innen in den Fokus gerückt werden kann. Gerade die Förderung von mehr körperlicher Aktivität im Kontext Schule sieht die Autorin aufgrund der Folgen der Pandemie und der hohen Public-Health Relevanz des Themas Bewegungsmangel für dringend notwendig, gute Forschungsergebnisse, die positive Effekte belegen, könnten ein Anreiz für die Umsetzung und Durchsetzung von mehr körperlicher Aktivität an Schulen sein.

4. Literaturverzeichnis

Álvarez-Bueno, Celia, Caterina Pesce, Iván Cavero-Redondo, Mairena Sánchez-López, María Jesús Pardo-Guijarro, and Vicente Martínez-Vizcaíno. 2016. "Association of Physical Activity with Cognition, Metacognition and Academic Performance in Children and Adolescents: A Protocol for Systematic Review and Meta-Analysis." *BMJ Open* 6(6):1–7. doi: 10.1136/bmjopen-2016-011065.

Die Gestaltung des Titelblatts erfolgte durch das Editieren eines vorgefertigten Designs mithilfe des Tools „Canva" ("Canva | Ein Online-Tool Für Grafikdesign," n.d.). Abgerufen am 2.6.2022 von https://www.canva.com/de_de/

Chang, Y. K., J. D. Labban, J. I. Gapin, and J. L. Etnier. 2012. "The Effects of Acute Exercise on Cognitive Performance: A Meta-Analysis." *Brain Research* 1453(250):87–101. doi: 10.1016/j.brainres.2012.02.068.

Datenbank PubMed. (o.D.). Abgerufen am 30.5.2022 von https://pubmed.ncbi.nlm.nih.gov

Datenbank PubPsych. (o.D.). Abgerufen am 1.6.2022 von https://www.pubpsych.de

DeepL Übersetzer - DeepL Translate. (o.D.). Abgerufen am 10.6. 2022 von https://www.deepl.com/de/translator

Donnelly, Joseph E., D. Ed, Facsm Co-chair, Charles H. Hillman, Ph D. Co-chair, D. Ph, Jennifer L. Etnier, D. Ph, Sarah Lee, D. Ph, Phillip Tomporowski, D. Ph, Kate Lambourne, D. Ph, Amanda N. Szabo-reed, and D. Ph. 2017. Physical Activity, Fitness, Cognitive Function, and Academic Achievement in Children: A Systematic Review. Vol. 48. *Med Sci Sport Exerc.*

Döring, N., & Bortz, J. (5. Auflage 2015). *Forschungsmethoden und Evaluation in den Human- und Sozialwissenschaften.* Berlin Heidelberg: Springer-Verlag. Abgerufen von https://lehrbuch-psychologie.springer.com/glossar/quasi-experimentelle-studienicht-randomisierte-kontrollierte-studie am 29.7.2022

Düker, H., & Lienert, G. (1. Auflage 2001). Konzentrationsleistungstest – Revidierte Fassung. Göttingen: Hogrefe Verlag Testzentrale.

Janssen, Mirka, Huub M. Toussaint, Willem van Mechelen, and Evert Alm Verhagen. 2014. "Effects of Acute Bouts of Physical Activity on Children's Attention." *SpringerPlus 3:410.*

Kluwe, R. (2000). Kognition- Essay. Heidelberg: Spektrum Akademischer Verlag. Abgerufen von https://www.spektrum.de/lexikon/psychologie/kognition/7882 am 9.8.2022

Kinder und Jugendliche in der Coronavirus-Pandemie: psychosoziale und edukative Herausforderungen und Chancen. (21.6.2021). Ad-Hoc-Stellungnahme, Leopoldina Nationale Akademie der Wissenschaften. Abgerufen am 24.7. von https://www.leopoldina.org/uploads/tx_leopublication/2021_Corona_Kinder_und_Jugendliche.pdf

Schmidt, Mirko, Fabienne Egger, and Achim Conzelmann. 2015. "Delayed Positive Effects of an Acute Bout of Coordinative Exercise on Children's Attention." *Perceptual and Motor Skills* 121(2):431–46. doi: 10.2466/22.06.PMS.121c22x1.

Max-Planck Institut (2018). Was sind kognitive Prozesse. Tübingen: Institut für biologische Kybernetik. Abgerufen von https://hirnforschung.kyb.mpg.de/hirnforschung/forschung-am-lebenden-gehirn/was-sind-kognitive-prozesse.html am 31.7.2022

Methodenberatung Universität Zürich (2022). Wilcoxon Test. Zürich: Universität Zürich. https://www.methodenberatung.uzh.ch/de/datenanalyse_spss/unterschiede/zentral/wilkoxon.html#3.4._Berechnung_der_Effektst%C3%A4rke , abgerufen am 6.8.2022.

Regorz, A. (2019). Wilcoxon-Vorzeichen Rang Test. Bochum: Regorz Statistik. http://www.regorzstatistik.de/inhalte/tutorial_wilcoxon_vorzeichen_rang_test.html#effektstaerke , abgerufen am 6.8.2022

Synonyms and Antonyms of Words | Thesaurus.com. (o.D.). Abgerufen am 30.5.2022 von https://www.thesaurus.com/

Tomporowski, Phillip D. 2002." Effects of acute bouts of exercise on cognition". *Elsevier Acta Psychologica 112 (2003) 297–324.*

5. Anhang

5.1 Tabellen der Literatursuche

Suche in „PubMed":

Su-che	Query	Treffer
#1	(„Sports program" OR Sports OR „endurance training" OR „stamina training" OR athletics OR „physical activity" OR exercise)	799,489 results
#2	#1 mit Filter Title	183,200 results
#3	(Pupils OR Pupil OR Schoolgirls OR Student OR Students OR Children OR Girls OR Schoolchildren OR adolescent OR teenager OR child)	5,403,362 results
#4	#3 mit Filter Title	905,998 results
#5	(Concentration OR Focus OR Concentrate OR focusing OR study OR attention OR mind OR thinking OR Cognition OR „Cognitive Functioning" OR „Academic Achievement")	15,782,149 results
#6	#5 mit Filter Title	1,802,753 results
#7	#1 AND #3 AND #5	191,706 results
#8	#2 AND #4 AND #6	1,510 results
#9	(experiment OR experimental OR intervention OR „quasi-experimental" OR RCT OR „pilot study" OR „experimental study" OR experimentally OR „experimental design" OR experimentation OR „quasi-experiment")	11,684,458 results
#10	#9 mit Filter Title	1,887,502 results
#11	#8 und #9	77 results

Tabelle 2: Dokumentation der Suche in PubMed am 31. Mai 2022, eigene Darstellung.

Hier endete die Suche. Die Autorin führte nun eine manuelle Auswahl der verbleibenden 77 Studien durch. Die manuelle Suche ergab 0 Treffer.

Suche in „PubPsych":

Suche	Query	Treffer
#1	(„Sports program" OR Sports OR „endurance training" OR „physical activity" OR exercise)	60306
#2	#1 mit Filter Title	15318

#3	(Pupils OR Students OR Schoolchildren OR adolescent)	401171
#4	(Concentration OR Focus OR attention)	215427
#5	#4 mit Filter Title	26656
#6	#2 AND #3 AND #5	53

Tabelle 3:Dokumentation der Suche in PubPsych am 1. Juni 2022, eigene Darstellung

Da die komplette Phrasensuche zu spezifisch war, hat sich die Autorin nach einigen Versuchen dazu entschieden, eine etwas gröbere Suchanfrage zu benutzen. Hier endete die Suche. Die Autorin führte nun eine manuelle Auswahl der verbleibenden 53 Studien durch. Die manuelle Suche ergab 0 Treffer.

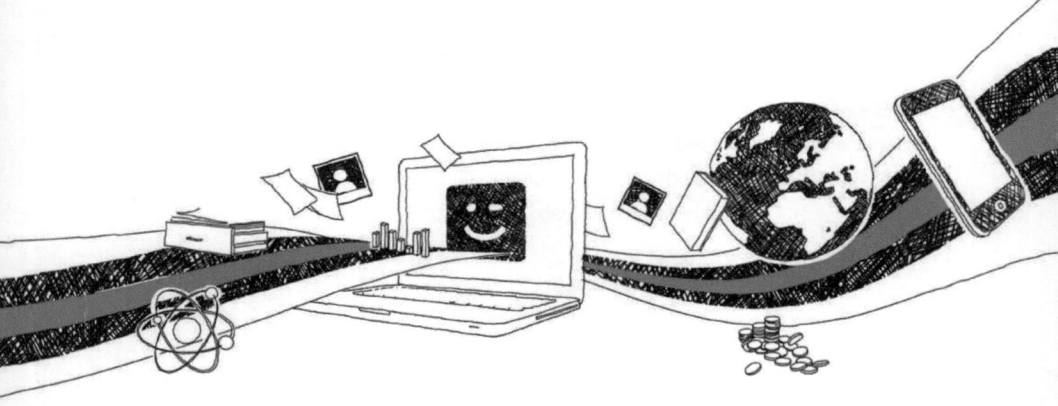
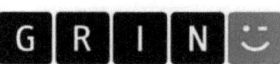